Les
Établissements centralisés
d'éducation
et la Tuberculose

PAR

Le Dr **BARADAT**, de Cannes

*Congrès d'Assistance familiale tenu à Paris,
du 27 au 31 octobre 1901*

J.-B. BAILLIÈRE ET FILS, Éditeurs

LES

ÉTABLISSEMENTS CENTRALISÉS D'ÉDUCATION ET LA TUBERCULOSE

PAR

Le Dr BARADAT, de Cannes

Congrès d'Assistance familiale tenu à Paris du 27 au 31 octobre 1901

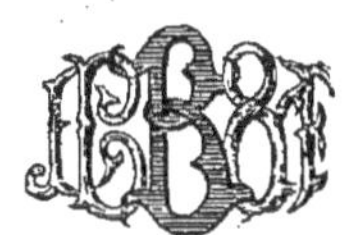

PARIS

LIBRAIRIE J.-B. BAILLIÈRE ET FILS

19, RUE HAUTEFEUILLE, PRÈS DU BOULEVARD SAINT-GERMAIN

—

1902

ÉTABLISSEMENTS CENTRALISÉS
D'ÉDUCATION
ET LA TUBERCULOSE

Depuis longtemps déjà, en matière d'éducation, l'internat était soupçonné de préparer des victimes à la tuberculose; mais c'est dans ces dernières années seulement que les médecins et les hygiénistes ont entrepris d'étudier ses méfaits avec quelque méthode. L'importance de la question, la nécessité de prendre des mesures contre le mal, le besoin pressant de réveiller le public de sa dangereuse inattention s'imposent maintenant au corps médical de tous les pays, et c'est ainsi qu'au Congrès tenu à Londres au mois de juillet dernier, j'ai été chargé, en même temps que d'autres collègues, de prendre la parole sur l'éducation moderne envisagée comme cause prédisposante de la tuberculose. Dans mon rapport, j'ai distingué entre l'internement militaire et l'internement universitaire. J'ai déclaré qu'en France, on incriminait à tort la caserne; que, de l'avis du plus grand nombre des médecins, le service militaire ne crée pas la tuberculose, mais seulement fait évoluer les états latents.

Si la progression du mal est constante dans l'armée, alors que l'hygiène est meilleure et que les conseils de révision éliminent mieux les suspects, il semble bien,

disais-je, qu'il faille chercher l'origine de la tuberculose
dans la période de la vie qui précède l'entrée dans l'armée. Et je remontais ainsi à ses vraies sources : l'éducation
familiale, qui, selon Darenberg, prépare « la race actuelle
à être cueillie par la tuberculose, parce qu'on élève dans
du coton une foule d'enfants délicats qui n'auraient pas
dû vivre si on ne les avait pas défendus artificiellement
contre la mort » et l'internat des écoles, qui est le principal coupable, celui contre lequel doivent être dirigés les
coups les plus graves.

Ses partisans m'objecteront en vain que je m'alarme,
après beaucoup d'autres, d'un danger imaginaire et que la
phtisie est un fléau à peu près inconnu dans nos lycées.

Il n'est que trop certain, malheureusement, que, parmi
les jeunes gens exemptés du service militaire pour faiblesse de constitution, les bacheliers sont beaucoup plus
nombreux que les autres.

Les polytechniciens, longtemps internés, paient à la
tuberculose un tribut plus considérable que les saint-
cyriens, qui font beaucoup d'exercice en plein air.

Les médecins attachés aux établissements d'éducation
sont convaincus qu'il meurt proportionnellement plus
d'enfants parmi les internes des lycées que parmi les
externes élevés dans leurs familles.

Le docteur Rochard, qui a écrit sur l'*Education de nos
fils* un livre de documentation parfaite, fait remarquer que
« la tuberculose évolue, dans les collèges, avec une rapidité souvent effrayante. Il n'est pas de médecin qui n'ait
eu l'occasion de voir des enfants un peu débiles, mais
n'ayant jamais toussé et appartenant à des familles exemptes de toute diathèse, y devenir phtisiques ». Si les décès
sont rares, c'est parce que, selon le même auteur, « on renvoie chez eux ceux qui sont atteints d'affections chroniques,
aussitôt qu'elles prennent un caractère menaçant ». Enfin,
comment pourrait-on, sans rire, nous vanter l'état sanitaire des maisons d'éducation, quand nous voyons tous les
dimanches défiler à la promenade, sous la conduite du
pion, des corps étriqués, des visages pâles, des enfants
souffreteux et tristes ?

Il importe donc d'énumérer avec soin toutes les causes qui, dans nos grandes villes, font de nos lycées et de nos collèges des milieux si propices au développement des bacilles. C'est d'abord leur emplacement habituel au centre des agglomérations : souvent un quartier populeux les entoure, et les maisons voisines les étouffent. De vieux bâtiments délabrés, serrés les uns contre les autres : voilà le logement que la plupart des cités donnent à nos fils. Ces baraques malsaines sont un legs des siècles derniers, et, par manque d'argent, par négligence aussi, peut-être, on n'a pas encore pu en abattre les murailles.

Si nous entrons dans ces prisons à l'apparence grise et lamentable, si nous observons la vie qu'on y mène, nous découvrons qu'elle est une violation perpétuelle de l'hygiène. En effet, toutes les autres agglomérations se protègent contre les nouveaux venus contagieux, par une visite médicale préliminaire. A l'entrée du régiment, il y a le conseil de révision ; à l'entrée de plusieurs administrations, il y a le certificat du médecin. Ici, l'accès est libre ; point de sentinelles pour arrêter les suspects ; tous entrent pêle-mêle, robustes et tuberculeux, et la contagion s'installe au cœur même de l'établissement, sans que personne paraisse s'en douter.

Fait-on suivre aux enfants un régime de résistance et de combat pour leur permettre d'échapper au danger toujours présent ? — Bien au contraire, on les désarme de toutes parts, on les livre à l'ennemi.

La règle de vie dans ces établissements centralisés paraît ignorer l'hygiène et la prudence. Au matin, on enferme l'enfant, à peine réveillé, dans une étude, puis dans une salle de classe ; on le tient là de longues heures successives ; on l'emprisonne entre quatre murailles dix heures par jour. Ces salles sont souvent trop petites ; l'atmosphère se vicie bientôt ; et les enfants respirent des centaines de fois par heure l'air qui a déjà servi à toutes les poitrines.

Tous les médecins ont signalé l'habitation continuelle de chambres où l'espace fait défaut comme l'une des causes les plus actives de la tuberculose pulmonaire. Mais on ne tient aucun compte de l'avis des hygiénistes qui signalent tous les jours le péril.

M. le D' Foveau de Courmelles s'insurgeait, hier encore, au Congrès d'Ajaccio, contre les tables de travail, uniformes pour des enfants de tailles différentes, courbant de longues heures et pendant des années, ces enfants dont les poumons comprimés ne peuvent prendre leur entier développement, et il demandait qu'on remplaçât l'ancien matériel, à mesure qu'il s'use, par des tables rationnelles. Mais, à en juger d'après les résultats obtenus par tous les médecins qui ont voulu toucher à cette institution sacrée, l'Université moderne, M. le D' Foveau de Courmelle risque de s'adresser longtemps à des sourds.

Il semblerait — n'est-ce pas? — que le premier devoir des éducateurs dût être de remédier en partie à ces inconvénients en donnant aux élèves la liberté de redresser leur taille, quand ils se sentent fatigués, de marcher de long en large pour dégourdir leurs jambes, bref de donner à leur corps l'exercice dont il a besoin.

Le D' Rochard fait remarquer avec raison que « les enfants, surtout les plus jeunes, ont besoin, avant tout, de grand air, d'agitation, de mouvement. L'enfant ne reste tranquille que quand il est malade ou lorsqu'il va le devenir... Le défaut d'exercice met entrave à la libre expansion des poumons, à la mise en action de toutes les régions de ces organes délicats dont l'intégrité ne s'entretient que par un jeu régulier et complet ». Mais les éducateurs français ne tiennent pas compte, en général, de ces nécessités physiques, et tout leur appareil de discipline semble se résumer dans ces trois mots : « Immobilité, Silence, Attention ». Ces trois conditions sont contraires et interdites à la nature de l'enfant, ces contresens de l'éducation sont primés et louangés, et on entretient toute une armée de maîtres répétiteurs pour faire respecter cette sédentarité homicide.

Les récréations qu'ils accordent aux enfants sont un vain simulacre ; elles ne suffisent, ni par leur durée, ni par leur organisation, à l'épanouissement des organes qui sont restés comprimés de trop longues heures. Le D' Rochard en fait une peinture très exacte : « La plus longue, dit-il, est d'une heure, la plus courte de dix minutes : leur durée totale s'élève à trois heures pour les basses classes et deux pour les classes supérieures. Deux ou trois heures de mouvement pour onze ou douze d'immobilité, quel contresens ! Encore si ces courts instants étaient bien employés, les écoliers pourraient en tirer quelque profit ; mais quand on entre dans la cour d'un lycée, on est surpris de la singulière façon dont ils en usent. Les plus jeunes crient et se bousculent, les grands se promènent autour de la cour, comme des prisonniers dans leur préau, ou causent par groupes dans les coins. On sent que cette récréation n'est ni un repos pour l'esprit ni un exercice salutaire pour le corps. C'est la continuation pure et simple des occupations fastidieuses dont se compose la journée. Les cours sont trop petites, les élèves trop nombreux, les récréations trop courtes, pour qu'on puisse organiser des parties sérieuses, et puis, au bout de quelque temps d'internat, le goût des jeux est passé. »

Voilà des enfants qui s'ennuient à perpétuité et dont la vie est d'une plate monotonie. Dans de telles conditions, comment voulez-vous que les cerveaux conservent leur force et leur faculté d'assimilation ?

Les promenades du jeudi et du dimanche et les exercices de gymnastique sont généralement aussi mal compris que les récréations. Je ne parle même pas de ces fausses promenades des lycéens de Paris, conduits deux à deux le long des rues, jusqu'à ce que le nombre d'heures réglementaire soit atteint, ou parqués dans les jardins publics, où le manque d'espace et la honte, particulière à leur âge, de se trouver en public gênent leur jeu. Je parle de ces promenades en vraie campagne des lycéens de la banlieue et de la province. Une intervention trop constante, trop harcelante, du maître répétiteur, empêche ces promenades d'être tout à fait salutaires : l'enfant ne peut pas courir, ni s'écarter. Tous marchent en tas, dans la poussière les uns des autres.

Les gymnases sont méprisés. Le corps, comme aux meilleurs temps du mysticisme, est singulièrement en déchéance chez nous. La chair est endolorie dés secousses profondes et répétées que le cerveau imprime à tout l'organisme. M. Max Leclerc (1) nous apporte son témoignage : « Les hommes de vingt-cinq à trente ans, élevés dans nos lycées de Paris, se souviennent encore comment les maîtres de notre Université décourageaient leurs élèves soupçonnés d'avoir trop de goût pour la gymnastique, l'escrime ou l'équitation. Aujourd'hui même, demandez l'emploi de sa journée à un normalien, et jugez si cet élève, qui sera maître demain et qui laisse son corps s'étioler, ne prêchera pas aux générations prochaines, par son exemple et par l'esprit de tous ses discours, le mépris du corps et le dégoût de l'exercice physique. »

D'ailleurs, dans beaucoup de lycées, il n'y a qu'un semblant de gymnastique ; deux fois par semaine, une demi-heure chaque fois, rangés autour d'une fosse de tan, les élèves vont toutes les dix minutes aux barres parallèles ou aux anneaux. Si cet effort les ennuie, ils passent leur tour, simplement. Qui donc les en punirait ? Qui penserait que cette négligence de sa santé et de son corps est une faute plus grave qu'un barbarisme dans un thème latin ou une boulette de papier collée au plafond ?

Dans nos lycées et dans beaucoup de nos collèges, on ne se contente pas de tenir le corps dans l'oisiveté et l'inertie : on néglige de lui donner les soins de propreté essentiels. « La propreté, a dit le Dr Rochard, n'est pas seulement une affaire de décence et de bonne éducation, c'est la condition *sine qua non* de la santé des personnes et de la salubrité des habitations... La science contemporaine a prouvé que les germes qui propagent les maladies infectieuses sont entretenus par l'incurie et la malpropreté, que les épidémies reculent devant l'eau et les lavages, et que les peuples qui en font l'usage le plus intelligent sont ceux qui ont la plus faible mortalité. » Au mépris de la science, au mépris de l'hygiène la plus évidente, les chefs de nos maisons d'éducation, non seulement se désinté-

(1) Max Leclerc, *l'Éducation en Angleterre.*

ressent de la propreté de leurs élèves, mais même leur
ôtent les moyens de l'entretenir. J'ai reçu sur un des plus
importants lycées du Midi des renseignements instructifs :
« Nous avons vu là, nous écrit-on, les élèves rester des mois
entiers sans être conduits aux bains de pieds. Après force
réclamations, à peine obtiennent-ils quelquefois de prendre un bain de corps par trimestre. Les draps de lit ne
sont changés qu'à de très grands intervalles. Chaque
année les élèves se plaignent des punaises et nous mon-
trent leurs bras couverts de boutons. Et lorsque, par
hasard, un groupe d'élèves plus courageux réclame, l'ad-
ministration sourit ou sévit. » N'est-ce pas là, Messieurs,
je vous le demande, une description navrante ?

En négligeant la propreté, les éducateurs ôtent aux enfants un merveilleux instrument de résistance vitale.

A ces vices essentiels de l'éducation moderne, s'ajoute,
le plus souvent, un manque absolu de précautions. Au
sortir des études surchauffées, on expose les élèves aux
courants d'air froid des couloirs.

Sans doute, la sollicitude craintive des mères pour la
santé de leurs enfants, ce tendre espionnage dont elles en-
tourent à chaque instant leurs moindres actes, sont un
excès tout aussi redoutable et préparent trop souvent des
créatures molles, et qui sont inférieures dans le combat
pour la vie. Mais un minimum de prudence est indispen-
sable, et les maîtres des établissements d'éducation
paraissent généralement l'ignorer.

Ce n'est pas tout: à ce long supplice de jour, succède un
long supplice de nuit. On entasse les enfants, le jour fini,
dans des dortoirs étroits, où les lits se touchent presque.
Que de tuberculosés prennent naissance de cet air non
renouvelé « que chacun respire et renvoie à son voisin
douze cent fois par heure » ! Quel foyer de contagion,
contre lequel on ne se prémunit pas, faute de le recon-
naître !

Enfin, notre critique ne serait pas complète, et nous
n'aurions pas indiqué toutes les raisons qui rendent le
séjour de nos internats si périlleux aux poitrines délicates,
si nous passions sous silence les causes morales d'affai-

blissement physique : le surmenage qui accapare la force vitale au profit du cerveau, — l'ennui et la tristesse qui empêchent l'organisme de réagir vigoureusement, et qui, trop souvent, induisent peu à peu l'enfant à des vices qui le consument.

Certes, ce n'est pas seulement à l'Université que l'on peut adresser ces reproches, c'est à presque tous les éducateurs modernes qui semblent rivaliser, en matière d'éducation physique, de préjugés, d'insouciance dangereuse. — Ils ont accepté, sans rien y changer, l'organisation universitaire créée au xvie siècle.

Le but des éducateurs était alors parfait, mais, avec les transformations rapides que les années opèrent dans les esprits et dans les couches sociales, cette organisation primitive n'est plus soutenable. A cette époque, au xvie siècle, désireux de remédier à l'indiscipline qui avait amené la décadence des universités, les éducateurs religieux s'étaient appliqués à tout enrégimenter, à tout cloîtrer, sans se demander si plus tard ce système d'interner la jeunesse ne finirait pas par la pervertir et par compromettre sa vitalité.

Les éducateurs laïques, comme les éducateurs religieux, sont submergés par les nécessités du temps présent et, il faut le dire hautement, ce sont les programmes actuels qui maintiennent et qui aggravent ces erreurs traditionnelles.

Tant qu'on n'aura pas organisé l'enseignement d'une manière plus humaine, plus conforme à la nature, il sera difficile de toucher à l'éducation.

Les religieux, qui ont le mieux compris cette nécessité de l'éducation physique et qui ont adopté les jeux anglais dans leurs établissements, sont débordés eux-mêmes par cette obligation de donner, dans les écoles, un cours complet d'éducation afin de livrer à la société un homme achevé.

C'est une véritable utopie, avec les besoins impérieux de la lutte pour l'existence, que d'oublier que l'homme a un corps, comme il a une intelligence.

« La conservation de la santé, déclare Herbert Spencer,

est un de nos *devoirs;* tout préjudice porté volontaire-
ment à la santé est un *péché physique.* Peu de gens paraissent comprendre qu'il existe une chose, dans le monde,
qu'on pourrait appeler la *moralité physique.* Il faut être
un bon animal, c'est la première condition du succès; et
d'être une nation de bons animaux est la première condition de la prospérité nationale. » Autrefois, on niait l'animal ; et comme cette erreur s'est perpétuée d'âge en âge,
et se trouve encore à la base de notre système d'éducation, les programmes se sont surchargés au point de devenir follement encyclopédiques. « Le but de l'instruction
secondaire ne devrait pas être d'obtenir le rendement
maximum pendant que cette instruction dure, c'est-à-dire
entre neuf et dix-huit ans, mais d'assurer le rendement
maximum pendant la période qui suit, période de plein et
utile labeur qui dure autant que la vie. La valeur d'une
éducation devrait se mesurer, non à ce que l'élève, au
moment où cette éducation finit, peut avoir de notions
dans la tête sur toute sorte de sujets, mais à ce que ces
huit ou dix années de préparation auront laissé après
elles de goût, d'entrain, d'aptitude à s'instruire par un
travail indéfiniment continué. En France, au contraire,
règne l'idée que plus l'enfant aura acquis pendant cette
période, plus vaudra l'homme : et aussi tout l'immense
effort dépensé depuis douze ans à réformer l'enseignement
secondaire a-t-il consisté à enrichir et mieux ordonner
des programmes d'études, qu'on impose ensuite à tous
les jeunes esprits. *C'est une déplorable erreur.* Il peut
arriver, au contraire, qu'en se privant d'une partie du
produit qu'on pourrait tirer de la période scolaire, on
regagne bien au delà par le produit du travail viril. *Les
connaissances acquises dans l'instruction secondaire ne
sont pas comparables à la moisson d'automne, dont on
consommera le grain, ce sont plutôt comme ces récoltes
du printemps, qu'on fauche, qu'on retourne, épi et paille,
avec la glèbe, et qui servent d'engrais pour la vraie
moisson, plus tardive* (1). »

(1) M. Boutmy. — Préface au livre de M. Max Leclerc sur l'*Education en
Angleterre.*

Notre nation supporte les conséquences d'un système d'éducation fondé sur l'erreur. Obligés de passer par les collèges pour se préparer une carrière, un gagne-pain, les Français éprouvent tous, plus ou moins tard, qu'on ne laisse pas impunément, pendant de longues années, le corps s'alanguir.

Sans doute, la mortalité n'est pas considérable dans les lycées. Mais cela tient à la merveilleuse élasticité dont jouit l'organisme dans les années d'enfance. Il résiste à la destruction, beaucoup mieux qu'il ne fera plus tard; d'ailleurs l'instinct de la conservation lui inspire le désir de la lutte, et lui fournit mille moyens de se révolter. « Voyez l'enfant, dit le Dr Rochard : il s'agite sur son banc, parle à l'oreille de son voisin, étouffe ses éclats de rire, s'amuse d'une mouche qui vole, et n'écoute pas : c'est là ce qui le sauve, ce qui lui permet de supporter ce régime insensé. »

Mais, une fois l'enfance finie, l'ancien interne paie sa dette à la nature méconnue : il n'a plus dans le *struggle for life* la vigueur nécessaire; il a épuisé dans une lutte prématurée les forces qu'il devait réserver pour les épreuves de l'avenir. Peu à peu, il s'accoutume à n'avoir plus besoin de ses muscles : il vit dans des chambres closes; il se distrait à des exercices purement intellectuels, à lire les journaux ou les romans. L'armée elle-même n'exerce pas sa vigueur, car comme il n'a plus de goût aux exercices physiques, elle ne fait de lui qu'une simple machine à porter le fusil.

La conclusion de tout ce drame vital, où nous voyons l'homme s'abandonnant peu à peu à la paresse physique, négligeant, par degrés, son rôle de combat, c'est la progression constante de la tuberculose dans notre pays, ce sont les cent cinquante mille victimes qu'elle y fait annuellement.

Sans doute, on a tenté, çà et là, en France, de combattre le mal. Du haut des tribunes ou dans les circulaires, des ministres ont adressé de beaux appels aux maîtres et aux jeunes gens; ils ont officiellement encouragé la renaissance physique. Même, on a vu l'État fonder des lycées neufs, où le corps devait s'épanouir dans un air salubre et dans de vastes espaces. Il a ouvert le lycée Michelet, puis, à une époque plus récente, le lycée Lakanal, qui possèdent de larges et beaux parcs. Encore faudrait-il que ces pelouses, ces arbres, ces grandes étendues, ne fussent pas inutiles, et qu'on n'en défendît pas l'accès aux élèves. Il est en effet assez étrange que dans ces deux lycées modernes, les élèves soient enfermés dans des cours, à chaque récréation, et séparés du parc par des grilles infranchissables.

Sans doute aussi, les particuliers font des efforts très intéressants, souvent très heureux, d'éducation intégrale. Je rappelle la vaillante création de M. Demolins à Verneuil dans l'Eure, son école des Roches d'où sortent tous les ans des hommes sains, raisonnables et utiles. Cette année même, l'école de l'Estérel s'est ouverte près de la Napoule, à Mandelieu ; elle est admirablement située sous un climat et sous un ciel merveilleux. J'ai eu l'occasion, tout récemment, de visiter cet établissement modèle, où sont sainement et largement appliqués tous les principes de M. Demolins. De vastes espaces dans les prairies et dans les bois sont à la disposition des élèves pour y jouer au foot-ball, à la barrette, au tennis et autres jeux entraînants.

L'école secondaire de l'Ile de France, à Liancourt, dans l'Oise, va tenter de son côté de mettre en pratique les principes d'éducation récemment indiqués par M. Lavisse.

Sans doute, des projets intelligents de réforme viennent à la lumière de temps à autre. Souvenez-vous des systèmes proposés par le Dr Rochard ; souvenez-vous encore de ce collège de Saint-Michel de Roquebrune que M. de Coubertin souhaite placer sur le littoral méditerranéen, entre Cannes et Fréjus.

Sans doute enfin, des propagandistes ardents cherchent à secouer les internes de nos lycées de leur torpeur physique. Le baron de Coubertin encourage la formation, dans chaque lycée, de sociétés de sports athlétiques ; il réunit ces sociétés les unes aux autres dans une vaste ligue ; il dépense, sans compter, son temps et sa peine pour imposer sa pédagogie, qui se résume dans un seul mot : « l'effort ! l'effort librement accepté, raisonnablement pratiqué. »

Mais tous ces essais, tous ces enthousiasmes, toutes ces croyances, demeureront de vaines forces, tant qu'ils seront dispersés. Il faudrait que ces bonnes volontés, se cherchant les unes les autres et s'unissant, donnassent ensemble l'assaut contre l'antique Université. Surtout il faudrait que le public aidât les réformateurs de sa sympathie, de sa collaboration et de son argent. Il faudrait que chaque famille comprît la nécessité urgente de soustraire l'enfant à l'internat homicide, de le rendre à la bonne vie naturelle.

Mais avant de refaire l'éducation des enfants, *il faut, je crois, refaire l'éducation des pères.*

Et comment pourrait-on mieux s'y prendre qu'en appelant leur attention, à tous les instants, avec énergie, sur ce qui se fait à l'étranger?

Qu'ils regardent en Suisse, et de l'autre côté du Rhin. Ils n'y verront que de très rares internats. Quand un enfant a besoin, pour s'instruire, de quitter sa famille, ses parents lui cherchent, près du gymnase, une autre famille, composée de personnes honorables, et qui lui donnera, moyennant une rétribution, le logement, le couvert et les soins nécessaires. Le nouveau-venu devient l'enfant de la maison, le camarade des garçons et des petites-filles, et souvent des liaisons durables d'affection et de reconnaissance s'établissent entre l'élève et ceux qui lui ont donné place à leur foyer.

Qu'ils regardent ce qui se pratique en Angleterre. Ils y verront le système tutorial, ou des *private schools.* Les professeurs eux-mêmes remplissent les fonctions de maîtres de pension. Ils instruisent les enfants, tandis que leur femme se charge de leur assurer la vie matérielle. Ils reçoivent assez peu d'élèves — dix à vingt — pour pouvoir s'occuper d'eux tous avec un soin égal et ne pas leur donner seulement l'apparence de la vie familiale. Dans ces *private schools,* la discipline discrète laisse du jeu à la responsabilité, fait appel chez l'enfant au « respect de soi-même ». Aux élèves les plus estimés, le professeur délègue une part d'autorité, par conséquent une responsabilité; il en fait des moniteurs ou « préfets ». La *private school* devient une petite république où chacun accepte librement la discipline commune.

Dans cette sorte de cité harmonieuse, qui est bien semblable à l'école créée en France par M. Demolins, il y a une activité de tous les instants; mais non pas à rebours de la nature, comme dans nos lycées français; une activité harmonieuse de tout l'être. On ne s'y attache pas seulement à cultiver l'esprit : on s'efforce aussi d'y gagner la distinction des manières qui, chez l'Anglais de bonne éducation, n'est que l'indice des qualités morales, — et les vertus du corps, la santé et la force. C'est pour perfectionner leur corps, pour remplir leur devoir physique, que les élèves des écoles anglaises pratiquent ces jeux violents qui tardent tant à s'acclimater en France. Il y a bien, çà et là, une épaule luxée ou un œil perdu; mais, en revanche, toute cette jeunesse d'élite acquiert cet excédent d'énergie physique et morale, cette capacité d'adaptation aux événements imprévus, cette pleine compréhension de la réalité, qui sont les qualités mêmes et l'essence du gentleman anglais.

Qu'ils regardent aussi — nos bourgeois de France — l'éducation que les Américains donnent à leurs enfants. Ils forment des hommes semblables à ce Roosevelt qui est aujourd'hui leur président, savant et sportman tout ensemble, administrateur et chasseur, soldat et écrivain. « Le jeune Teddy, disait récemment un journal français, était, quand il vint au monde, d'un tempérament délicat, maladif même. Une éducation fortement dirigée, un entraînement méthodique firent peu à peu de l'enfant chétif un vigoureux adolescent, assoupli à tous les exercices, endurci à toutes les fatigues, et que la discipline physique qu'il avait reçue de son père préparait naturellement à la discipline intellectuelle à laquelle ses maîtres allaient l'astreindre. »

Mais, je le sais, l'éducation des Français sera longue à faire; longtemps, les médecins, les hygiénistes, les gens de bon sens, leur montreront leur devoir, qui est de bouleverser l'ancien système d'éducation. Ils tiennent trop à l'encasernement sous toutes ses formes. Ils entassent leurs malades dans des sanatoriums, leurs enfants dans des Lycées. Ils détruisent, par tous les moyens, le sentiment familial, ou plutôt ils manquent tout à fait du sens de la vie familiale.

Pour conclure, je m'oppose à l'internat en matière d'éducation au nom des mêmes principes qui m'ont fait rejeter, dans une autre occasion, le sanatorium fermé pour les malades. Je hais l'agglomération, je hais l'encombrement, dans un même espace, d'individus même sains.

Une société où les vies de tous sont confondus dans une promiscuité rebutante, où l'on n'a pas de coin à soi pour tant de détails de la vie intime, où l'on n'est pas libre d'aller à sa guise, une telle société est contraire à la nature.

La famille, au contraire, l'intime chez soi, est le seul milieu où chacun trouve la santé physique et la joie du cœur.

Le *home*, dit le poète anglais John Ruskin, « c'est le lieu de paix, l'asile qui protège non seulement contre toute injure, mais contre toute terreur, doute et division. Si le foyer n'est point tout cela, ce n'est point le *home*; si les anxiétés de la vie extérieure y pénètrent, si l'un des époux permet au monde inconnu ou hostile, sans sérieux et sans amour, d'en franchir le seuil, ce n'est plus le *home*, ce n'est plus qu'un morceau du monde extérieur que l'on a couvert d'un toit et éclairé au dedans. Si, au contraire, le foyer est un lieu sacré, un temple gardé par les dieux domestiques, où nul n'est admis qui ne puisse être accueilli avec amour, alors c'est bien le *home* qui en mérite le nom et rayonne de sa gloire. »